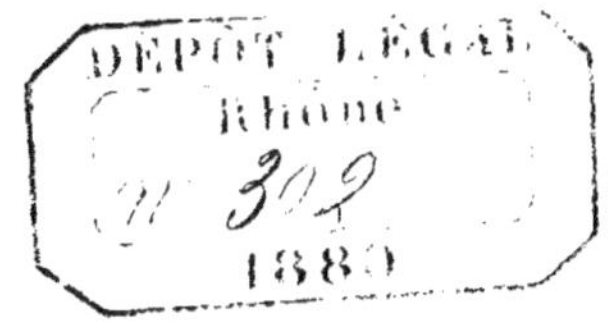

RECHERCHES

SUR LES

FALSIFICATIONS DES ALIMENTS

Par BOULADE

PHYSICIEN ET CHIMISTE

Castigat ridendo mores.

SANTEUIL.

S'il y a quelque chose à gagner à être honnête, nous le serons ; mais s'il vaut mieux duper, nous serons fourbes. Cette phrase cynique, adressée à Poulnitz par Frédéric II, semble avoir été prise pour axiome par tous les débitants de substances alimentaires. Le désir de posséder promptement, la soif des jouissances matérielles, poussent incessamment les hommes à transiger avec leur conscience. On commence vulgairement par ce qu'on nomme les ficelles du métier ; on maquille d'abord la marchandise, puis, glissant infailliblement sur cette pente, on arrive rapidement à la sophistication, et de la sophistication à l'intoxication il n'y a qu'un pas.

Il en est du commerce comme du jeu. Un observateur nous disait un jour : « Il est difficile de jouer souvent sans devenir un peu coquin. » On se met d'accord avec soi-même à l'aide de cette fausse morale : « Si je ne le fais pas, mon partenaire le fera, » et dans la crainte d'être dupé on se fait dupeur.

Il serait téméraire de croire que ce vice nous est particulier ; il est de toutes les nations. L'espèce humaine a un défaut qui lui est commun sous toutes les latitudes, c'est l'égoïsme. et le plaisir de tromper se retrouve chez tous les peuples.

En Angleterre, on blanchit la chair de la volaille morte avec de la farine de riz, ce qui, probablement, a fait donner le nom de *Cocottes* aux femmes qui se maquillent : mais restons chez nous. Les fraudes y sont tellement nombreuses que nous ne pouvons avoir la prétention de les retracer toutes ; nous ne signalerons que celles dont nous pouvons garantir l'authenticité, en donnant autant que possible les moyens de les reconnaître.

Nous commencerons par les plus inoffensives et nous finirons par les plus coupables, sans espérer cependant que la publicité puisse en arrêter la progression.

Il vous est arrivé certainement de passer devant un grainetier et d'être tenté par la couleur appétissante de ces pois, dont l'éclat du vert le dispute à celui de Paul Véronèse. Eh bien ces pois ont été lustrés comme votre chaussure : voici par quel procédé : Pour un hectolitre de pois, on verse environ un litre d'huile ; un homme, placé à chaque extrémité du sac, le sasse et ressasse à la manière dont on polit la bijouterie fausse, et cela jusqu'à complète absorption de l'huile ; c'est simple, comme vous voyez.

Vous allez sur un de nos grands marchés : là, trompé par le costume et l'air naïf d'une paysanne imitée, qui vous présente de gros haricots blancs, ne vous laissez pas séduire ; ces haricots, séchés depuis la dernière récolte, le plus souvent vieux restes de magasins, sont mis dans un baquet d'eau tiède, puis laissés douze heures en contact avec ce liquide auquel on ajoute quelquefois un peu de potasse ; les haricots ainsi traités augmentent de volume et donnent un rendement double, c'est-à-dire qu'un litre en rend deux. Mais ces haricots sont *ridés* : pour leur donner l'aspect *lisse*, dû à la tension de la pellicule, on les jette dans une cuve d'eau bouillante que l'on recouvre d'une couverture de laine : on les laisse un moment, mais on a soin de les retirer avant que l'eau soit refroidie. et on les précipite immédiatement dans de l'eau fraîche, ensuite on les place dans une couverture de laine pour les essuyer. On donne ainsi aux vieux haricots un lustre et une fraîcheur factices.

Ce maquillage a l'inconvénient d'engendrer un principe délétère, en provoquant une fermentation rapide, qui peut occasionner de graves accidents si on ne les consomme pas de suite.

Plusieurs marchandes ont trouvé le moyen de se faire, avec ce procédé, une journée *honnête*.

Ne quittons pas le marché sans parler du beurre, un des produits les plus indispensables et les plus frelatés. Un bon beurre doit être ni mou ni cassant ; il doit avoir une odeur légèrement aromatique et une saveur analogue à celle d'une noisette fraîche ; en été, il doit être d'un beau jaune; en hiver, il est plus pâle. Cette différence entre les nuances, qui provient des qualités et des saisons, a conduit les producteurs à donner en tout temps à ce produit la couleur recherchée, en employant des procédés artificiels. On le colore avec du jus de carotte, des fleurs de souci, de safran, etc. Pour écouler le vieux beurre, on a recours à un procédé plus coupable : il consiste à le recouvrir d'une couche de beurre frais, pour dissimuler l'odeur de l'acide butyrique, et ce n'est qu'après la consommation de la couche superficielle qu'on s'aperçoit avoir été volé.

Tout n'est qu'illusion, d'illusion toujours suivie, a dit un poète du xviii⁰ siècle. Nous ne pouvons trouver une épigraphe plus applicable à la question des fromages, car c'est bien le produit le plus contrefait, le plus dénaturé de tous ceux offerts au consommateur.

L'origine des fromages est très-ancienne ; ils étaient connus des Romains et des Gaulois, qui les mangeaient assaisonnés de vins ou de liqueurs épicées ; ils sont aujourd'hui d'un usage universel, et l'on comprend combien leur immense consommation a dû encourager la contrefaçon et la fraude, au détriment de la bonté des produits.

Il se consomme en France environ soixante-cinq espèces de fromages, tant français qu'étrangers, et si l'on y ajoute les nombreuses imitations, on arrive à un chiffre triple. Nous ne nous occuperons que des plus répandus, en commençant par le *roquefort*, surnommé naguère le roi des fromages.

Le vrai roquefort se fabrique dans l'Aveyron, entre Saint-Affrique et Saint-Rome-de-Cernon. On emploie le lait de brebis ; primitivement on y ajoutait une certaine quantité de lait de chèvre ; ce procédé a été abandonné un peu par économie, mais surtout pour l'inconvénient que possède ce lait de rancir en vieillissant.

La partie importante de la bonne réussite de ce fromage réside dans la composition d'une pâte destinée à produire dans la masse une végétation bleuâtre, qui en constitue le goût et la qualité spéciale ; aussi les fabricants ont-ils fait de cette préparation une sorte de culte.

On commence à faire une pâte composée par égales parties de farine de froment, d'orge d'hiver et d'orge de mars ; on ajoute au mélange un hectogramme d'un très-fort levain pour vingt-trois parties de pâte et ensuite un litre de vinaigre ; cette masse et pétrie longtemps et fortement, de manière à fournir une pâte que l'on met au four, et quand la moisissure s'est répandue dans toutes les parties, on enlève la croûte, on réduit la mie en poudre et on la tamise. L'incorporation de cette poudre de pain moisi dans le caillé, constitue une véritable semence de *sporules* (*penecilium glaucum*) destinée à produire les champignons microscopiques qui forment la couleur bleue.

Les caves, ou plutôt les grottes naturelles, ayant une température uniforme de $+ 7°$ à $+ 8°$ et une humidité moyenne constante, produisent une fermentation lente et régulière ; il faut environ trois mois d'entretien avant de pouvoir livrer ces fromages à la consommation.

Le grand succès de ce produit a fait naître plusieurs concurrences : elles se sont établies dans l'Hérault, l'Ariége et le Puy-de-Dôme, où l'on fabrique des fromages imités. Pour aller plus vite et les livrer au bout d'un mois, on a supprimé la semence de *micellium* et on l'a remplacée par...... — On vous le donnerait en mille........ Ne riez pas ! — On l'a remplacée par l'application de la machine à coudre ; l'appareil est muni d'une aiguille à tricoter de grosseur moyenne ; le fromage est promené sous cette aiguille et percé d'une infinité de trous pour laisser passage à l'air, qui se charge de produire très-imparfaitement les moisissures (1). On obtient ainsi une fermentation forcée, qui ne ressemble en rien à la fermentation naturelle, et il existe entre ce fromage et celui de Roquefort autant de différence qu'entre le vin de Brindas et celui de Côte-Rôtie. Mais comme il y a plus de mangeurs que de gourmets, que le détaillant le vend le même prix, tout en le payant moins cher, il en résulte que nous sommes condamnés à nous contenter de ces affreuses contrefaçons, tandis que les véritables sont expédiés au loin, à l'étranger, et même jusqu'en Chine.

Il en est à peu près de même des fromages de Hollande, dits *têtes de maures*, qui se fabriquent aujourd'hui dans le département de Saône-et-Loire et dans le Cantal ; les premiers sont assez bien imités, mais les seconds laissent beaucoup à désirer.

Si vous n'êtes pas dégoûté, — Ah mais ! il ne faut pas l'être, — nous vous recommandons les fromages d'Auvergne. L'ouvrier, entièrement nu, entre dans l'auge et pétrit le *caseum* des pieds et des mains, *après quoi, il en sort très-propre*, et les fabricants assurent que le fromage ne peut fermenter et réussir qu'à cette condition ; heureusement que ce procédé n'est pas appliqué ailleurs.

Il y avait autrefois, dans la chaîne du Mont-d'Or, une grande quantité de chèvres (ceci commence comme un conte de fée), qui paissaient en liberté et donnaient un lait destiné à produire des fromages excellents, dont le souvenir, nous allions dire la réputation, s'est conservé jusqu'à nous. Mais on se lasse de tout, même de faire bien. La renommée progressant, la fabrication suivit un mouvement inverse, ce qui arrive assez fréquemment. On mit d'abord quart de lait de vache, ensuite

(1) On voit très-bien la trace des aiguilles en coupant le fromage.

moitié, puis tout vache, et enfin souvent brebis. Si le lait de brebis convient pour certains fromages à pâte ferme, il est en revanche d'un emploi détestable pour ceux à pâte molle, et quand vous voyez un fromage persillé à l'intérieur, vous êtes sûr qu'il est tout brebis ; c'est là un caractère spécial et distinctif. Enfin, aujourd'hui, on trouve de tout au Mont-d'Or, excepté des chèvres et des fromages ; ils se fabriquent dans l'Ain et surtout dans l'Isère.

Il n'est pas rare de voir des naïfs demander aux débitants de cette denrée si elle est vraiment pure chèvre, et ces derniers de répondre avec aplomb : « Mais certainement, monsieur. »

On a cru devoir aussi altérer la qualité du Saint-Marcellin, en mêlant au lait de chèvre une certaine proportion de lait de brebis ; les mauvais exemples sont contagieux.

Quant au lait apporté en ville et destiné à être vendu naturel, il lui arrive souvent de ne pas l'être ; la jeune fille chargée de ce soin lui fait parfois subir une addition d'eau, afin de se procurer quelques sous qui puissent lui permettre d'acheter des rubans pour la fête du village.

Nous n'aimons pas à invoquer la sévérité des inspecteurs, parce que généralement on passe d'une extrême tolérance à un excès de répression, ce que nous avons eu l'occasion de signaler plusieurs fois à propos du lait, tandis que tous les débitants de vin à porte-pot en pratiquent impunément le baptême. On pourrait cependant exiger que le vin le plus médiocre ait au moins 7° d'alcool, puisque au-dessous il ne peut se conserver. On aurait donc la preuve qu'il a été frelaté.

Nous allons, si vous le voulez bien, pénétrer dans un magasin d'épicerie, à droite ou à gauche, le premier venu, inutile de choisir. Votre vue s'arrête sur une cantine de cornichons d'un très-beau vert ; la richesse de cette couleur s'obtient en plongeant lesdits cornichons dans une bassine de cuivre *non* étamée et contenant du vinaigre chaud. On n'est pas complètement empoisonné, parce que généralement on en mange peu; mais si on en élève la dose, on éprouve des vomissements et un grand malaise. Pour reconnaître la présence du cuivre, il suffit de plonger dans cette cucurbitacée une aiguille de bas, qui se recouvre en quelques instants d'une couche rose de cuivre, s'il y en a.

On vient de condamner en Angleterre des détenteurs de conserve de pois verts, dans lesquels on a constaté la présence du cuivre. Ne pourrait-on pas exiger que tous ces légumes soient colorés à l'aide de la chlorophyle qui produirait une nuance aussi fraîche et aurait l'avantage d'être inoffensive.

Sur un rayon supérieur, nous apercevons des paquets de tapioca : c'est une espèce de fécule préparée en faisant sécher sur des plaques chaudes la *Moussache*, fécule exotique extraite de la racine du *Jatropha Manihot* (famille des Euphorbiacées). Le tapioca est en grumeaux irréguliers, blancs et quelquefois rougeâtres, très-durs quoique un peu élastiques, composés de grains agglomérés. Gonflé et délayé dans l'eau, il donne une dissolution qui bleuit fortement par l'iode ; il n'est pas entièrement soluble dans l'eau et fournit un composé visqueux, demi transparent, inodore, de saveur fade, et forme un très-bon potage.

On imite grossièrement le tapioca avec la fécule de pommes de terre imbibée d'eau, que l'on projette sur des plaques de cuivre chauffées à 100°. Ce tapioca est en morceaux *arrondis* et non *granulés ;* on le reconnaît facilement à la loupe.

Ouvrons maintenant un tiroir ; l'étiquette porte *poivre*. Le poivre est le fruit du poivrier commun, *piper nigrum*, récolté un peu avant sa maturité. Cette baie noire ridée, en graine sphérique, de la grosseur d'un petit pois, est recouverte d'une enveloppe brune qui cache une graine blanchâtre et dure, d'une saveur âcre, aromatique et brûlante ; desséchée et non dépouillée de son enveloppe (*péricarpe*), elle constitue le *poivre noir*.

On connaît trois variétés de poivre :

1° Le poivre lourd, le plus estimé, qui arrive surtout de Malabar ;

2° Le demi-lourd, grains moins gros, moins réguliers, plus profondément ridés ; son écorce est d'un brun grisâtre, moins dure, d'un jaune pâle ;

3° Le léger, grains inégaux, écorce profondément ridée, d'un noir cendré ; les grains creux au centre, s'écrasent sous le doigt ; il nous vient de Sumatra. On le falsifie avec des graines de navettes, de la farine de seigle, des débris de poivre, de la graine de moutarde, du tourteau de navettes ou de chenevis. Les ingrédients ne manquent pas ; mais le poivre n'a pas, dans l'alimentation, une importance considérable. Ouvrons un autre tiroir, celui du cacao.

Le cacao est la graine du cacaoyer ou cacaotier (*Theobroma cacao*), arbre de la famille des Malvacées, qui croît au Mexique et dans les contrées de l'Amérique méridionale, aux Antilles, etc.

Le bon cacao doit avoir la peau très-brune et assez unie, l'amande pleine, lisse, couleur de noisette, plus rougeâtre au-dedans, d'une saveur un peu amère, mais agréable et astringente ; elle doit être sans odeur et non piquée par les vers.

Les espèces les plus employées en France sont : 1° les cacaos caraques; 2° ceux de Maragnon, Maragnan ou Maranhon; 3° ceux des îles, nommés aussi cacaos de Saint-Domingue, de la Martinique et de la Guadeloupe ; 4° le cacao de Cayenne ; 5° le cacao de Maracaïbo.

Les caraques sont les plus estimés; ils se récoltent sur la côte de Caracas et dans la province de Nicaragua, au Mexique. Le cacao de Cayenne a une amande petite, amère, ayant un goût de fumée. Les cacaos des îles sont peu estimés ; on les emploie pour la fabrication des chocolats communs, parce qu'ils présentent plus de facilité à se mélanger à la fécule ou à la farine.

Les amandes n'ont rien à redouter de la falsification, et on peut juger de leur qualité par une simple inspection : mais les cacaos en poudre impalpable sont souvent mélangés avec de la farine de maïs; l'eau iodée dévoile la présence de la fécule; si la farine est grossière, elle peut déposer par décantation : on emploie l'éther pour savoir si ces poudres sont privées de beurre.

Du cacao au chocolat il n'y a pas loin, puisque de la qualité du premier dépend la bonté du second. Le chocolat d'origine mexicaine ne fut importé à Saint-Domingue qu'en 1506, par d'Estiaca. On ne le connu à Paris qu'en 1660, sous Louis XIV, et il devint aussitôt l'objet d'une entreprise commerciale. Le sieur Chaillou, officier de la reine, eut un privilège pour en vendre seul pendant un certain nombre d'années; il était établi rue de l'Arbre-Sec. L'histoire ne dit pas que ce commerce fut bien productif; mais il a pris de nos jours une extension considérable; on consomme en France, maintenant, de 6 à 8 millions de kilogrammes de chocolat par année.

Le chocolat de bonne qualité, bien préparé, possède une couleur brune, une saveur fraîche, agréable ; il doit se fondre dans la bouche et *ne pas épaissir* quand on le cuit dans l'eau ou le lait.

Le beurre de cacao fond à $+ 24°$ ou $+ 25°$, mélangé avec du suif de veau à $+ 30°$, avec du suif de mouton à $+ 36°$, et avec la moelle de bœuf à $+ 39°$

Le véritable chocolat de santé ne doit contenir que du cacao, du sucre et un peu de canelle (3 grammes par kilogr. de sucre employé); certains chocolats sont aromatisés à l'aide de la vanille dans la proportion de 1 à 4 gr. par kilog. de chocolat. On lui substitue parfois du storax calamite, du baume du Pérou ou de Tolu ; l'odeur balsamique que le chocolat répand en brûlant sert à faire connaître cette substitution.

On a proposé de remplacer les matières amylacées, que l'on incorpore au chocolat, par la dextrine : cette substance soluble ne peut épaissir le chocolat à la cuisson, mais elle peut être reconnue par l'eau iodée. On fait bouillir pendant dix minutes 5 grammes de chocolat suspect avec 200 grammes d'eau pure ; on filtre et on ajoute un peu d'eau iodée; si le chocolat contient de la dextrine, il acquiert par l'eau iodée une teinte lie de vin ou marron, facile à apprécier.

Le prix des cacaos et du sucre étant très-élevé, on ne peut exiger que les produits bon marché soient purs ; il est donc important d'y mettre un certain prix pour les avoir bons. Malheureusement cette industrie se prête facilement aux falsifications, aussi le nombre des fabricants est-il considérable ; mais il n'y a qu'une manière de faire bon , et peu importe le fabricant un tel ou un tel : LE MEILLEUR CHOCOLAT, C'EST LE CHOCOLAT PUR.

Une autre denrée qui est devenue d'un emploi plus général, c'est le café. Il fut importé en France par Soliman Aga, ambassadeur turc. Le premier débit de café établi à Paris n'eut qu'un médiocre succès ; il fallut un certain nombre d'années pour le populariser, tant il est vrai que les meilleurs choses sont les plus difficiles à faire accepter.

Il possède pourtant des propriétés toniques , active la circulation du sang, excite le cerveau, et ne devient nuisible que par l'abus.

Le café, fruit du caféier (*cafea arabica*), réussit très-bien entre les tropiques ; le plus estimé croît en Arabie , dans les environs d'Aden et de Moka ; mais la contrée qui en produit le plus est le Brésil.

On a cherché à fabriquer des graines de café, qui n'avaient de commun avec ce produit que le nom, et qui étaient formées presque entièrement d'amidon moulé ; la fraude était si grossière, qu'elle fut bientôt dévoilée. Il n'y a aujourd'hui danger de fraude que pour celui qui achète son café tout moulu ; il est souvent mélangé avec de la fécule, de l'orge, de l'avoine, et surtout avec de la chicorée, qui est plus riche en sucre et forme, sous l'action de la chaleur, un caramel qui n'a rien de désagréable. Le café allongé avec des graines de céréales se reconnaît à ce qu'il donne à l'eau distillée une infusion qui, séparée du marc, reste louche et ne se précipite pas par le tannin, ce qui n'a pas lieu avec le café pur. On emploie aussi l'eau iodée, qui se colore en bleu sous l'influence de l'amidon.

Pour s'assurer si le café est mélangé de chicorée, on a recours au procédé mécanique suivant : basé sur la différence de texture de ces deux poudres, qui absorbent l'eau dans un espace de temps très-inégal, on projette le café suspect à la surface d'un long verre à pied rempli d'eau pure ou aiguisée par cinq ou six centièmes d'acide hydrochlorique ; si le café n'est pas mêlé de chicorée, il surnage et absorbe l'eau très-lentement ; si, au contraire, il est mélangé de chicorée, celle-ci absorbe l'eau immédiatement, tombe au fond du verre et colore le liquide en jaune brunâtre.

Une chose très-grotesque, c'est qu'on est arrivé à *falsifier* la substance qui servait à la *falsification*, et l'histoire du café de chicorée est assez intéressante pour ne pas être passée sous silence.

La racine de chicorée sauvage (*cichorium intybus*), de la famille des Synanthérées, acquiert par la torréfaction une saveur amère et un arome qui se rapproche de celui du sucre caramélisé ; ces racines séchées, puis torréfiées dans des cylindres en tôle, semblables aux brûloirs de café, on obtient ce qu'on appelle des corsettes qui, réduites en poudre ou en semoule, forment le succédané le plus ordinaire du café, sous le nom de chicorée ; la racine sèche doit éprouver une perte de 140 grammes sur 500 grammes, pour être bien torréfiée. Lorsque la racine est convenablement brûlée, le fabricant y ajoute deux pour cent de beurre, pour la lustrer et lui donner l'aspect du café.

Cette fabrication, proposée en 1791, par M. Valmont de Bomare, paraît être originaire de la Hollande et de l'Allemagne ; elle est restée secrète jusqu'en 1801, époque à laquelle le procédé de fabrication fut importé par *d'Orban*, à Liége, et par *Giraud*, à Onnaing (Nord). Elle s'opère maintenant sur une grande échelle dans les départements du Nord, du Pas-de Calais, de l'Oise, des Ardennes, en Normandie, en Bretagne, et depuis 1845 en Angleterre.

En France, on évalue à plus de trente millions de kilogrammes la consommation annuelle de la chicorée. Malgré son prix peu élevé, le café de chicorée est, paraît-il, l'objet de nombreuses falsifications, au point que ce produit n'a souvent de chicorée que le nom, et nous lisons sur la devanture de la boutique où nous sommes, cet écriteau prétentieux : CAFÉ DE CHICORÉE PURE.

On la mélange de vieux marc de café, de pain torréfié et jusqu'à du noir animal (résidu des raffineries), de glands de chêne, de fèves, etc.

On reconnaît la décoction de chicorée pure au caractère suivant : elle fournit un extrait d'un noir brillant, d'une saveur très-amère, qui rougit fortement le papier de tournesol.

Jetons maintenant un coup d'œil sur les pots d'huile. Il est extrêmement difficile d'obtenir de très-bonnes huiles, d'abord parce que les huiles d'une même espèce varient suivant leur fabrication et leur ancienneté. Prenons par exemple l'huile d'olive, qui est la plus employée en ménage ; il y en a de trois qualités distinctes : 1° celle qu'on obtient par un premier pressage à froid des olives et qu'on nomme *huile fine* ou *vierge* ; 2° celle qui résulte de l'action de l'eau sur les olives et qui est la seconde qualité ; 3° celle qu'on obtient par la fermentation des olives entières ou le résidu qu'elles laissent après les premières opérations. Mais on se contente rarement de livrer les huiles dans leur état naturel ; on les mélange parfois avec de l'huile d'œillette, et le plus souvent avec de l huile de sésame. L'huile d'olive se concrète à + 5°, ce qui est une propriété spéciale de cette huile, tandis que l'huile d'œillette ne se concrète qu'à — 18°, ce qui rend la fraude très-facile à reconnaître.

L'addition d'huile de sésame serait moins caractérisée ; mais il est un moyen très-simple de déterminer si l'huile d'olive est pure : il suffit de la battre avec le douzième de son poids d'azotate de protoxyde de mercure ; elle se solidifie rapidement, et sa consistance est d'autant plus grande que l'huile est plus pure. On peut ainsi apprécier la présence d'un dixième d'huile étrangère. Nous ne dirons rien des autres huiles, leur importance étant moindre, et nous laisserons là les vitrines de l'épicier, dont l'inspection serait beaucoup trop longue ; le sel est humecté pour gagner du poids, la cassonade est souvent mélangée de farine ; il n'est pas jusqu'au papier d'enveloppe qui ne soit frelaté : il contient souvent de la baryte pour le rendre plus lourd.

Après cet examen prolongé, si nous entrions dans un café pour nous rafraîchir ? Je ne vous promets pas de pouvoir vous offrir de cette bonne et ancienne bière, grasse et moelleuse, à mousse blanche et abondante, laissant dégager à profusion l'acide carbonique qui agissait si agréablement sur la muqueuse nasale ; en un mot, la bière de Lyon, qui devient de plus en plus rare. Non ! On l'a remplacée par une affreuse mixture formée de divers ingrédients dont on peut compter jusqu'à trente variétés, mais dont les deux plus importantes sont la *graine de paradis* et la *coque du Levant*. La première, succédané du houblon, communique à la bière une apparence de force et de propriétés excitantes, et aussi des lourdeurs et des maux de tête.

Les coques du Levant sont destinées à remplacer le malt ; elles procurent à la bière une saveur amère, de la couleur et des effets d'ivresse. Elle présente une économie considérable pour le brasseur, puisque 500 grammes de coques ont le pouvoir de *remplacer* un hectolitre de malt.

En Angleterre, il y a une amende de 200 livres sterl. pour le brasseur qui l'emploie, et de 500 livres sterl. pour le droguiste qui la vend ; mais le brasseur élude la loi en achetant l'extrait concentré ; on ne se décide pas facilement à être honnète...

Avant de nous quitter, mon lecteur, si nous entrions un instant à la halle pour vérifier les huîtres, puisqu'elles donnent très-souvent lieu à des accidents.

L'huître appartient aux mollusques acéphales testacés ; on en distingue une cinquantaine de variétés dont quelques-unes sont employées comme comestible. Ainsi, on mange en Europe, en Asie et en Afrique, l'huître commune (*ostrea edulis*) dont on distingue deux variétés. En Afrique et dans l'Inde, on emploie comme aliment l'*huître gasar ;* dans les Indes encore, l'*huître feuille ;* sur les bords de la Méditerranée, l'*huître cochléate ;* en Amérique, l'*huître plicatule*. En France, ces mollusques se trouvent dans deux régions principales : l'une située sur la côte ouest, près de Marennes ; l'autre dans la Manche et qui s'étend vers une grande partie des côtes de la Normandie et de la Bretagne. C'est dans cette région que se trouve la pêcherie de Cancale.

La majeure partie des huîtres draguées dans la baie de Cancale se consomme à Paris ; mais avant de les expédier on les conserve plus ou moins longtemps dans les parcs de la Hogue, de Courceulles, du Havre et de Grandville. Les parcs aux huîtres sont des réservoirs d'eau de mer où on les dépose, afin de leur faire perdre le goût de vase qu'elles ont ordinairement, de les rendre plus délicates et de leur faire prendre une teinte verte qui est l'indice de ces qualités.

Les huîtres les plus estimées sont celles de Hollande ou d'Angleterre ; on recherche beaucoup celles d'Ostende, de Marennes et de Cancale.

Les huîtres ont souvent occasionné des accidents qui paraissent être une maladie de ce mollusque. Lorsque les huîtres n'ont pas été parquées, la vase qui les accompagne et qu'elles retiennent, est une des causes qui engendre des symptômes d'intoxication ; si elles restent trop longtemps en route, elles perdent leur eau, arrivent affaiblies et souvent mortes à destination ; elles peuvent alors déterminer des accidents graves.

Il est facile de distinguer les huîtres qui ont été parquées de celles qui ne l'ont pas été ; ces dernières portent *un cercle noirâtre* à la partie interne des écailles. Il faut ordinairement plus d'un mois pour verdir les huîtres dans ces petits parcs où l'on fait entrer l'eau de mer que l'on ne change pas, ce qui produit des myriades de vibrions verts dans la barbe.

Suivant Zuckert et Frank, il paraît que, surtout en Hollande, les huîtres vertes dites d'Ostende, sont quelquefois colorées d'une manière factice ; à la Haye, en 1713, le docteur Rosinus Lentilius a traité plusieurs accidents causés par cette fraude. On voit qu'elle n'est pas nouvelle, mais elle ne s'en pratique pas moins, aujourd'hui surtout que la consommation est devenue considérable et que la spéculation engage les fournisseurs à aller vite ; il est donc prudent de rejeter les huîtres sèches, si on constate l'existence d'un cercle noirâtre à la partie interne des écailles.

Pour reconnaître si la couleur verte a été produite par un sel de cuivre, il suffit de faire tremper quelques coquilles dans un très-petit volume d'eau et d'y laisser un instant une aiguille d'acier bien propre ; s'il y a du cuivre, l'aiguille prend une teinte rougeâtre due au cuivre qui s'y dépose. En employant ces moyens d'observation, il n'y a plus d'accident possible.

Nous avons passé rapidement en revue les principales fraudes, un gros volume ne suffirait pas à les retracer toutes ; on maquille les vins, les truffes ; on piétine, dans un baquet d'eau, les vieilles petites pommes de terre, pour les vendre comme nouvelles, etc., etc.

Ce que l'homme redoute le plus, c'est d'être trompé, et son premier soin est pourtant de tromper les autres.

Quand serons-nous assez sages pour commencer à être honnêtes ? Nous y gagnerions tous ; mais il est inutile d'espérer ; l'humanité est ainsi faite et ne changera pas.

Suivons donc le précepte de Rabelais :

« *Reconfortons nostre malheur et burons frais si faire se peult.* »

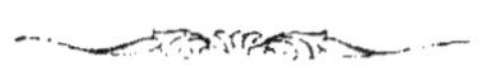

Lyon. — Imp. REY et SÉZANNE, rue St-Côme, 2.